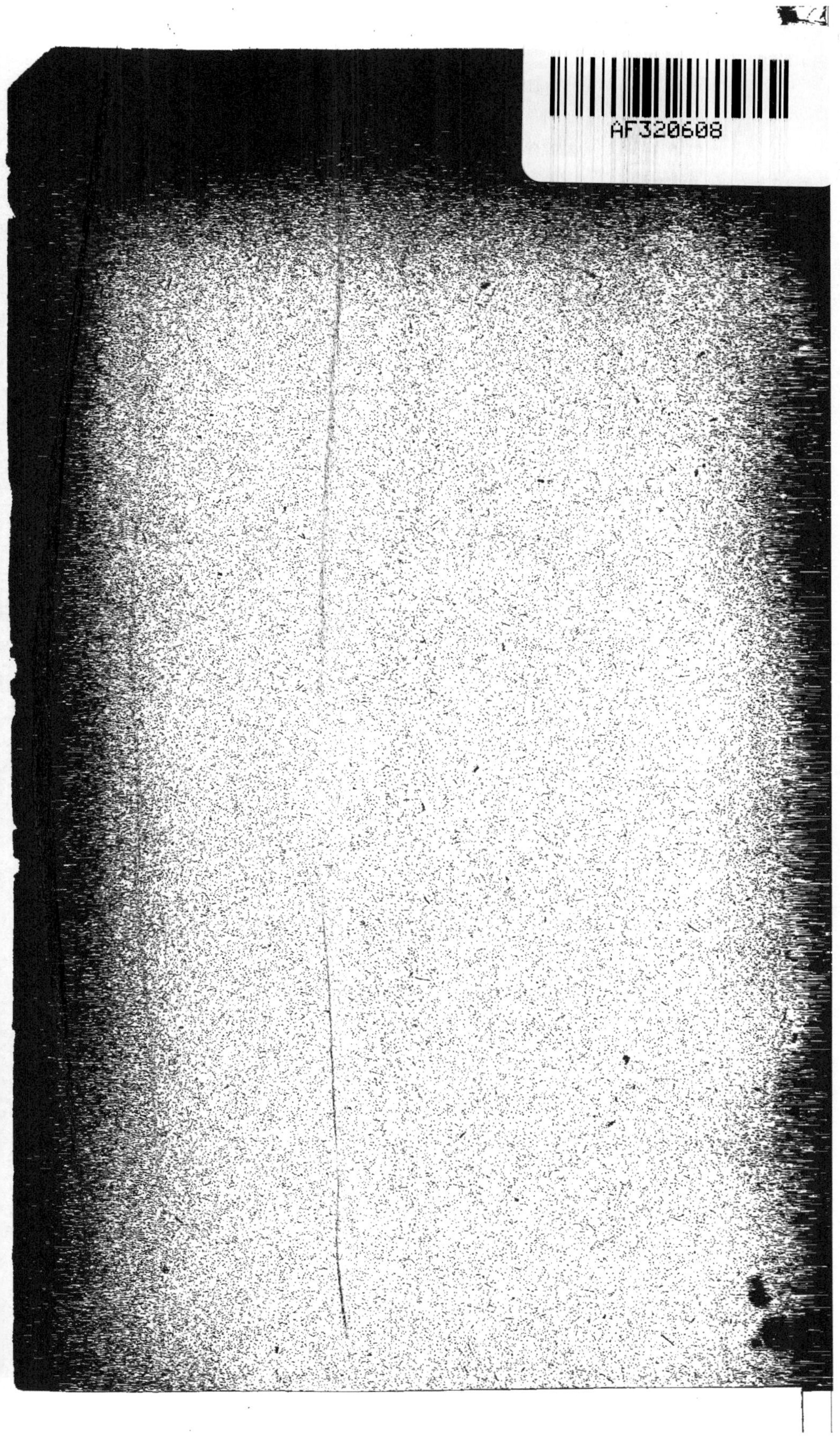

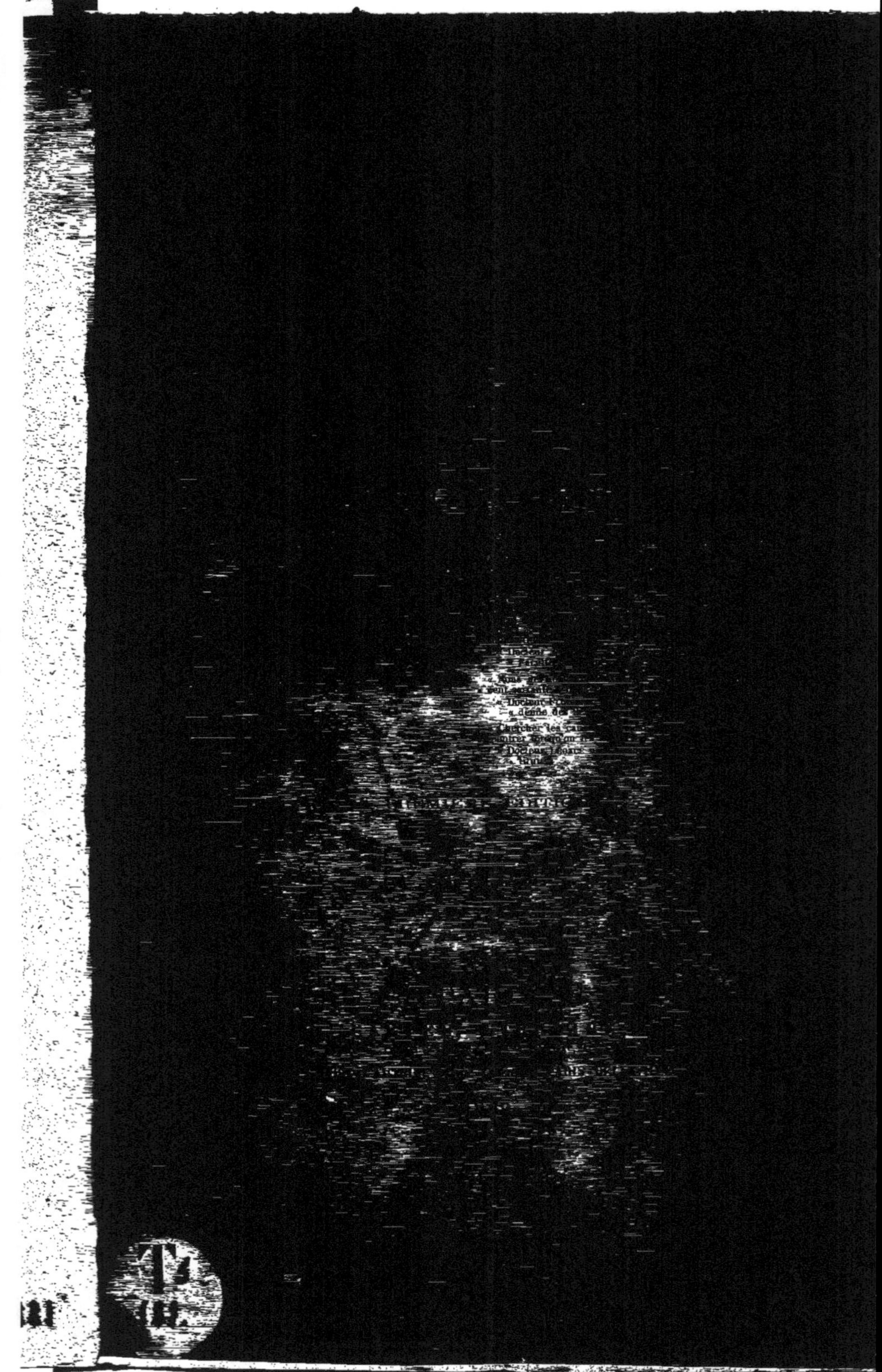

NOUVELLE THÉORIE

SUR L'ACTION DOMINANTE

QUI ANIME

LE MÉCANISME DE L'HOMME

Sous le rapport de la Respiration, de la Digestion, des Évacuations, de la Circulation du Sang, de la Sensibilité nerveuse, etc.

PAR

H^{ri} DOLLIN DU FRESNEL

ANCIEN JUGE DE PAIX DU CANTON DE THIONVILLE,
ANCIEN MEMBRE DU CONSEIL GÉNÉRAL DU DÉPARTEMENT DE LA MEUSE, DOYEN DES CAPITAINES EN RETRAITE
CHEVALIER DE LA LÉGION D'HONNEUR,
MEMBRE HONORAIRE DE LA SOCIÉTÉ FRANÇAISE DE STATISTIQUE UNIVERSELLE.

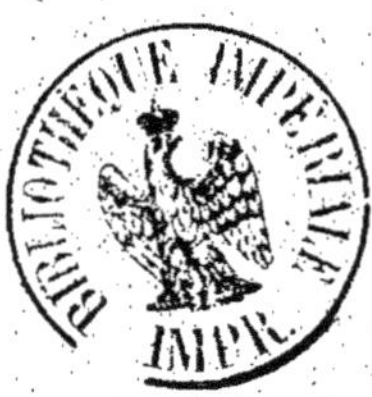

« Une science approche d'autant plus de la perfection « permise à l'esprit humain, que les faits qui la com- « posent s'enchaînent suivant un plus petit nombre de « lois et s'appliquent avec le plus petit nombre de « suppositions.

« Docteur PELLETAN, Professeur de Physique à la « Faculté de Médecine de Paris. »

« Nous devrions vivre cent ans, et, par exception, « cent soixante à deux cents.

« Docteur FLOURENS, Secrétaire perpétuel de l'Aca- « démie des Sciences. »

« Chercher les causes d'un mal, c'est très-bien ; les « montrer lorsqu'on les a trouvées, c'est un devoir.

« Docteur LÉONCE DE LAVERGNE, membre de l'Ins- « titut. »

PREMIÈRE ÉDITION

Prix : 1 franc.

PARIS

CASTEL, LIBRAIRE,

Passage de l'Opéra, Galerie de l'Horloge, 21,

ET CHEZ L'AUTEUR, 7, rue Lamare, à PARIS-BELLEVILLE

1860

AVANT-PROPOS

Ce résumé de faits appuyé d'observations que, par devoir et conviction, je livre au public, n'est pas l'œuvre d'un homme de la science, mais celle d'un individu parvenu, sans secours médical et par la seule étude du mécanisme de l'homme, à s'affranchir d'affections respiratoires, gastriques, constipantes, nerveuses, glaireuses, venteuses, gazeuses, cérébrales, urinaires, dont une partie seulement a suffi pour occasionner la mort prématurée de beaucoup de monde, notamment celle du célèbre docteur Broussais, alors qu'il était professeur de médecine et membre de l'Académie de médecine.

Les personnes désireuses de renseignements plus étendus trouveront l'auteur disposé à les satisfaire, toutes les fois qu'il leur plaira de lui demander un rendez-vous par lettre.

PREMIÈRE PARTIE

« Les mécanismes sont tous des structures de corps, suivant les lois du « mouvement; ils sont composés de forces motrices et de forces de résis- « tance; les résistances sont destinées à plus ou moins résister, ou « même à céder à l'action des moteurs.

Extrait des traités des Mécanismes artificiels.

« La plus indispensable partie de leur fonctionnement est un *moteur « principal*, dominant les autres. »

Voici comment, pour le mécanisme de l'homme, ce principal agent est expliqué et enseigné par les professeurs en médecine :

« Nous ne voyons rien au delà des trois forces spéciales qui produisent « le mouvement, à savoir : la *motilité*, l'*impressionnabilité*, l'*affinité « vitale*.

Dict. de Médecine. T. XXXIV, 1819, page 101.

« *Motilité* est un mot ingénieusement créé par le professeur *Chaussier*.

« Il signifie la force produisant les différents mouvements organiques, « sous la triple influence de l'*irradiation nerveuse et cérébrale, de la cir- « culation sanguine et de la respiration*, en tant que cette fonction « modifie sans cesse la composition du sang. »

Ce qui semble prétendre que ces trois influences sont autant de causes qui secondent *la motilité*, *l'impressionnabilité et l'affinité vitale*, pour ensemble constituer l'essentielle force motrice.

« La motilité envisagée par nous, médecins, *comme dernier terme « auquel il soit permis* de parvenir dans l'analyse des phénomènes que « manifestent les corps vivants, ne paraît au docteur *Chaussier* qu'une « simple modification d'un principe unique qu'il admet sous le nom de « force vitale, et ce savant n'envisage dès lors la motilité que comme une « propriété caractéristique de ce principe abstrait. »

Dict. de Médecine. T. XXXIV, 1819, page 104.

C'est ainsi que le moteur en chef du mécanisme humain serait un composé de six forces, causes ou influences, avec interdiction à notre intelligence d'apercevoir un agent supérieur moins compliqué et moins idéal.

Et, suivant l'opinion du professeur *Chaussier*, la motilité serait la modification d'un principe inconnu.

La première de ces versions est décourageante pour le progrès, la seconde n'enseigne rien.

Le mot motilité donne bien l'idée d'une force vitale, mais pas de celle qui, seule, peut mettre toutes nos facultés en action.

La motilité n'est pas une modification, mais l'effet d'un principe ou d'une cause, comme le sont tous les phénomènes.

Dict. de Médecine. T. XXXIV, 1819. page 401.

« Pour nous, qui ne voyons rien au delà des trois forces spéciales pro-
« duisant le mouvement, nous plaçons la moitié, non au rang secondaire
« que lui assigne son auteur, mais bien parmi les forces et causes de
« premier ordre. »

Si ce raisonnement était logique, la machine humaine contiendrait des complications qui la rendraient impossible, tandis qu'elle a, sans aucun doute, servi de modèle à tous les mécanismes artificiels.

La motilité, l'impressionnabilité, l'affinité vitale, l'irradiation nerveuse et cérébrale, la circulation sanguine, que celle-ci soit ou non modificatrice du sang, toutes ne sont et ne peuvent être que des subordonnées d'une seule et omnipotente force ou cause.

Quelle serait donc, chez l'homme, cette force supérieure à toutes? La science physiologique a-t-elle fait preuve de découverte et résolu ce problème ?

Si oui, eût-elle admis la pluralité des agents tout-puissants ou de premier ordre? combinaison caractérisée par le paragraphe officiel ci-après :

Dict. de Médecine. T. XVIII, 1827, page 417.

« On peut citer des opinions absurdes et des fausses doctrines comme
« modèles de confusion et d'obscurité et comme exemples remarquables
« de graves erreurs auxquelles peuvent, en médecine, conduire les fautes
« de raisonnement. »

En effet, de l'absence de lumières sur le fonctionnement mécanique du corps de l'homme découlent les mystères qui produisent tant de mécomptes aux médecins et plus malheureusement aux malades.

En 1856, j'ai osé me flatter de l'espoir d'être, ne fût-ce que par curiosité, admis à développer, devant l'Académie de médecine, ma théorie et ma pratique sur la question la plus vitale et la plus obscure de la science curative; mais ma requête du 6 février à M. le président resta sans réponse.

Je n'aurais probablement pas eu à justifier que la motilité, n'ayant à elle propre ni base ni énergie, ne peut être considérée comme principal moteur, isolément, ni avec le concours desdites autres forces ou influences qui lui sont adjointes par les physiologistes.

Je me serais simplement attaché à démontrer une vérité qui semble n'avoir pas été suffisamment aperçue ou appréciée : c'est que le principal, l'agent essentiel du mécanisme vital, consiste dans la pression atmosphérique *exercée lors de l'action inspiratrice.*

Sans doute les phénomènes de la respiration ont été bien et longuement étudiés, au point de vue de l'action de l'air sur le fluide sanguin et de la combustion de ce dernier; mais l'action physique, le rôle immense de la pression exercée par l'atmosphère, immédiatement sur le poumon et médiatement sur les autres organes, ont été jusqu'ici incompris ou insuffisamment étudiés.

Je me serais complu à expliquer comment, dans des cas assez fréquents, la pression atmosphérique peut être en défaut, en raison de causes qui lui sont étrangères, et comment alors artificiellement on peut, presque à l'instant, favoriser la respiration et rétablir dans leur intégralité les fonctions digestives, quelque altérées qu'elles paraissent.

L'Académie eût ainsi pu comprendre la funeste portée de l'action médicamenteuse administrée dans des cas restés obscurs à la science.

Sur les gastralgiques, les hypocondriaques, les spleeniques, etc., j'aurais voulu lui faire remarquer la différence de conformation actuelle, entre eux et les personnes qui savent, sans difficulté, respirer, digérer, évacuer, uriner, etc.

Je lui aurais fourni la preuve que la pression atmosphérique par l'inspiration m'a fait trouver ce qui n'a pu être découvert par les médications ou par les autopsies.

L'Académie n'eût su valablement me contester :

1° Que, par sa vertu élastique et compressive, l'air inspiré est destiné à faire ressort pour l'impulsion générale du fonctionnement mécanique;

2° Que le paragraphe ci-après est une véritable erreur.

Dict. de Médecine. Tome XVI, 1816, page 17.

« Il serait étonnant que les flatuosités, tant stomacales qu'intestinales « n'eussent pas lieu, puisqu'elles résultent nécessairement de l'ingestion « d'une certaine quantité d'air atmosphérique qui passe, avec la nour- « riture, dans les organes digestifs. »

Admettre cette doctrine, les flatuosités seraient, règle générale, plus abondantes chez les personnes de bon appétit que chez celles qui en sont privées.

A mon tour je serai critiqué, il n'en restera pas moins vrai que le fonctionnement de l'air atmosphérique, par l'inspiration, tel que de nombreuses expérimentations me l'ont fait comprendre, est *le flambeau vivement réclamé et soumis aux investigations des observateurs*, par le *Dictionnaire de médecine*, au tome XII, 1835, page 235, dont le texte, fort alarmant, trouvera place à la page 18.

Cette nouvelle étincelle est si précieuse pour l'intelligence des nombreux mystères dont il sera question, que j'ose d'autant plus m'en féliciter, qu'elle courait risque de n'être dévoilée jamais, ainsi qu'on le verra.

Physiologie, physique, mécanique, appliquées au mécanisme de l'homme.

EXTRAIT DU *Traité élémentaire de Physique générale et médicale*, PAR M. PELLETAN, DOCTEUR EN MÉDECINE, PROFESSEUR DE PHYSIQUE A LA FACULTÉ DE MÉDECINE DE PARIS, 3e ÉDITION. 1838.

« C'est une opinion assez généralement répandue, que la mécanique « est une branche des connaissances naturelles, devenue tout à fait ma- « thématique. T. I. Introduction, page 5.

« La mécanique est la science des lois du mouvement et de l'é- « quilibre. »

« Une idée, fort répandue parmi les médecins, assigne des limites fort « étroites aux applications possibles de la physique à l'étude de l'économie « animale. » Tome I, page 9

« Une science approche d'autant plus de la perfection permise à l'esprit « humain, que les faits qui la composent s'enchaînent suivant un plus « petit nombre de lois, et s'expliquent avec le plus petit nombre de « suppositions. » Tome I, page 10.

« Avant Newton, la manière de raisonner des physiciens était bien « vague; des propriétés occultes, attribuées arbitrairement aux corps « pour expliquer les phénomènes qu'ils présentaient, avaient donné nais- « sance aux tourbillons et à une foule d'idées du même ordre. » Tome I, page 11.

« Le motif plausible des physiologistes consiste à ne vouloir admettre « que ce dont ils acquièrent la conscience par leur sens. Tome I, page 14.

« Ils ne s'aperçoivent pas qu'ils sont aussi incapables de voir l'orga- « nisation intime de nos organes que la force ou la puissance à laquelle « ils attribuent leur action; que, par conséquent, leur explication n'a rien « en réalité de plus accessible aux sens, tandis qu'elle a l'immense dé- « savantage de ne produire qu'une explication vaine, de ne conduire à « aucune généralisation, et de s'opposer même à la découverte d'aucune « loi importante de la vie. »

Tome I, page 15. « Les applications de faits que la physique peut fournir *aux sciences* « *médicales*, loin d'être limitées, comme on le pense généralement, à un « petit nombre d'objets, sont aussi nombreuses que les phénomènes de la « vie, en y comprenant toutes les modifications que les *agens extérieurs* « peuvent produire.

« Abandonnant cette manière générale de considérer les applications « de la physique aux sciences médicales, nous trouvons une multitude « de cas particuliers, où cette application est tellement indispensable que, « faute de l'avoir pratiquée avec connaissance de cause, *de graves* « *erreurs ont été accréditées et répétées sans opposition.* »

Tome I, page 129. « *Il y a, comme condition indispensable de la vie, des forces ou puis-* » *sances qui mettent la matière en mouvement, dans les corps or-* « *ganisés.*

« *Il est évident que ce phénomène général de la nature organique ne* « *dépend d'aucune des causes que nous avons étudiées jusqu'à présent;* « *par conséquent, il doit y en avoir une dont la nature nous est aussi* « *complétement inconnue que celle de l'attraction, et il paraît indis-* « *pensable, qu'un excitant quelconque vienne agir sur ces organes, pour* « *mettre en jeu la propriété dont ils sont doués.* »

Tome II, page 512. « *La science de la vie n'a cessé d'errer de système en système, en s'éloi-* « *gnant toujours de la marche et de la méthode qui, depuis Galilée, a* « *porté les sciences physiques à un si haut degré de perfection.*

« Quoique tous les bons esprits s'efforcent aujourd'hui de rapprocher « la science de l'homme des autres connaissances naturelles, elle ne de- « meure encore que trop distincte, et cette seule considération suffirait « pour justifier et nécessiter l'existence d'une science et d'un mixte « ayant pour objet de rattacher la science de l'homme à la physique. »

Tome II, page 514. « Le plus grand service que la physique puisse rendre à la science de « l'homme est, sans contredit, de lui transmettre ses méthodes rigou- « reuses et sa manière de raisonner, qui l'a si rapidement conduite à un « très-haut degré de perfectionnement. »

Tome II, page 515. « Entre deux sciences comme la physique et la physiologie, il est facile « de reconnaître celle qui a fait le plus de progrès; ce sera évidemment « celle qui sera parvenue à expliquer le plus grand nombre de faits, par « le plus petit nombre de suppositions, et sous ce point de vue l'avan- « tage est, tout entier du côté de la physique. »

Cette humiliante infériorité cessera complétement, si les repré- sentants de la science physiologique consentent à vérifier la valeur du principal agent du mécanisme de l'homme, par moi indiqué.

« Les physiologistes-vitalistes, en voyant les animaux conserver une « température à peu près fixe sous l'empire de températures extérieures « très-variées, ont supposé une force, une propriété ou action vitale en « vertu de laquelle les animaux résistaient également à des acquisitions « et à des pertes de calorique. Tome II, page 515.

« Les partisans modernes de l'organisme se sont écartés bien davantage « encore des principes actuellement consacrés de la physiologie na- « turelle : *ils veulent trouver, dans l'arrangement matériel et dans l'or- « ganisme même, la raison suffisante et la cause des actions.* »

(*Voir à la page première.*)

« La physiologie renouvelle, en ceci, les propriétés occultes des anciens, « qu'aucun esprit exact ne songe à faire renaître. Tome II, page 516.

« Les phénomènes de physique s'approchent des phénomènes de la vie, « et il est essentiel de bien choisir la méthode de raisonnement qu'on « emploie dans les deux sciences. » Tome II, page 517.

« Nous pensons, qu'en analysant avec plus de soins les phénomènes et « les produits matériels des organes vivants, on parviendra à constater « que l'organisation et les forces nouvelles qui s'y développent « n'ont d'autre influence que de mettre les matières inertes dans des « rapports tels, qu'en vertu des lois ordinaires qui régissent cette matière, « des phénomènes soient produits, qui n'auraient pu l'être hors de l'or- « ganisation et faute de rapports spéciaux. Tome II, page 519.

« Quoi qu'il en soit, c'est un des premiers devoirs du physicien-physio- « logiste, que d'étendre, aussi loin que possible, l'explication des phé- « nomènes de la vie, *par l'influence des lois générales de la nature.* »

Respiration

Dict. de Médecine. T. XLVIII, 1820, page 2.

« L'air produit des impressions locales sur l'organe de la respiration, « par sa chaleur, son humidité, et par les matériaux qui sont en suspens « dans son sein. »

Ces impressions ne sont dues qu'à la pression de l'air inspiré.

Dict. de Médecine. T. XLVII, 1820, page 23.

« Les mouvements de la respiration ne sont nullement des phénomènes « mécaniques, mais de véritables actions musculaires volontaires, qui « ne se distinguent de toutes autres, qu'en ce que le sommeil ne les « interrompt pas. »

Le paragraphe suivant, plus judicieux, enseigne le contraire :

Dict. de Médecine. T. XXVII, 1843, page 465.

« Les phénomènes mécaniques de la respiration prennent une « part active dans tous les mouvements locomoteurs un peu in- « tenses. »

Mieux que cela, ils contribuent aux moindres mouvements.

« Ils exercent une influence assez grande sur les fonctions que doivent « remplir les viscères abdominaux. »

Leur influence y est immense, absolue.

Dict. de Médecine. T. XXVII, 1843, page 466.

« La digestion exerce une action non moins réelle sur les mouvements « de la respiration. Nous voyons, en effet, lors de l'accumulation des « aliments dans l'estomac, ce viscère, refouler en haut le diaphragme « dont il gêne les mouvements, et la respiration devenir élevée, ce qui « veut dire *qu'elle s'effectue sous l'influence de l'action des muscles in- « tercostaux.* »

Malheureux raisonnement.

Dict. de Médecine. T. XXVII, 1843, page 415.

« La respiration *n'est autre chose que l'aération du sang.* »

N'est-ce pas faire trop bon marché de ce plus important fonctionnement, sans lequel les nouveau-nés succomberaient à la minute?

« Elle a pour but la transformation du sang veineux en sang « artériel. » Dict. de Médecine. T. XXVII, 1843, page 438.

« La respiration est une fonction par laquelle une certaine quantité d'air « est sans cesse introduite dans le poumon, et va concourir à l'acte impor-« tant de la sanguification du chyle. » Dict. de Médecine. T. XLVIII, 1820, page 1.

« L'usage presque général, parmi les physiologistes, est de traiter en « même temps, et sous un même titre, des mouvements d'inspiration « et d'expiration, quoique entre eux s'effectue la respiration. » Dict. de Médecine. T. XLVIII, 1826, page 32.

Cette impardonnable confusion, qui devait porter sa peine, j'ai eu grand soin de l'éviter.

Inspiration

« *Nous ignorons jusqu'où pénètre l'air apporté par l'inspiration.* » Dict. de Médecine, T. XLVIII, 1820, page 41.

N'est-ce pas l'âpre fruit du précédent paragraphe?

« Le but de l'inspiration est d'introduire dans le poumon la quantité « d'air dont a besoin, pour sanguifier le fluide veineux. » Dict. de Médecine. T. XLVIII, 1820, page 38.

Les montagnards sont généralement plus robustes que les habitants des pays plats. J'enseignerai comment ceux-ci peuvent, par l'inspiration, acquérir cet immense avantage.

Expiration

Dict. de Médecine. T. XXVII, 1842, page 464.

« Lors de l'expiration, tous les organes contenus dans la capacité de « la poitrine, et principalement le poumon, sont comprimés. »

C'est une des preuves de la force inspiratrice.

« L'expiration exerce *sur le cœur une forte pression, qui le fait con-« tracter avec plus d'énergie, pour le faire projeter avec plus de force le « sang dans l'aorte.* »

C'est une seconde preuve.

Dict. de Médecine. T. XXVII, 1842, page 465.

« L'expiration nous sert à repousser des cavités nasales les corps qui « nous déplaisent ou qui y seraient nuisibles, et à varier à l'infini les « inflexions de la voix. »

Troisième preuve.

Si l'inspiration se bornait à l'introduction de l'air dans le poumon, afin seulement d'y sanguifier le fluide veineux, et si la respiration n'était que l'aération du sang et sa transformation, la pression atmosphérique par l'inspiration ne serait certainement pas le moteur prépondérant de notre mécanisme; mais comment en douter, lorsque, de l'action inspiratrice, il doit rester assez de force compressive pour agir encore par l'expiration, avec une immense vigueur, sur les organes de la poitrine, sur les contractions du cœur, sur la faculté de moucher, sur les inflexions de la voix, etc.?

Pression atmosphérique

« Pendant longtemps ; la pesanteur de l'air a été inconnue, c'est seu-
« lement depuis l'invention du baromètre, en 1643, qu'il n'y a plus de
« doute à cet égard.

Bibliothèque populaire. N° 41, page 13.

« Le baromètre est une des plus utiles découvertes faites en
« physique.

Bibliothèque populaire, N° 41, page 14.

« Jusque-là, on n'avait que des notions très-vagues sur les phé-
« nomènes naturels, et on recourait, pour leur explication, à des causes
« occultes.

« Depuis l'époque de cette découverte date l'origine de la nouvelle
« physique. »

On voit que ce précieux instrument produisit une heureuse révolution dans cette science, si avancée aujourd'hui.

Il en sera ainsi de la puissance atmosphérique, à l'action plus normale de la machine humaine.

« Puisque l'air est un corps pesant et que l'atmosphère enveloppe tout le
« globe terrestre, il s'ensuit que chaque point du globe se trouve pressé
« par lui. »

Bibliothèque populaire, N° 41. p. 14.

Donc, sont pressés par ce poids, estomacs, intestins, diaphragme, poumons, cœur, tous nos organes enfin, quoique emprisonnés dans la peau ; puisque, par plusieurs ouvertures et d'innombrables pores, tous reçoivent l'air au même degré de pesanteur que les membres extérieurs.

Mais cette pression, suffisante à notre surface, ne l'étant pas au fonctionnement des organes intérieurs, le divin Créateur y pourvut en obligeant l'air au parcours de l'étroit canal de la respiration, afin d'augmenter ainsi sa densité en diminuant son volume dans les proportions du besoin.

« La pression de l'air est considérable, puisque la hauteur de l'at-
« mosphère est d'au moins 14 lieues. »

Bibliothèque populaire, N° 41, page 14.

Bibliothèque populaire, N° 41, page 19.

« La pression est telle qu'à raison de cent trois kilogrammes par dé-« cimètre carré, elle pèse plus de quinze mille kilogrammes, sur un « homme de petite taille. »

Bibliothèque populaire, N° 41, page 21.

« L'air, soumis à des pressions plus fortes, diminue proportionnel-« lement de volume. »

La preuve en fut acquise par MM. Arago et Dulong; elle l'est aussi par les colossales machines à vapeur, dont la force de pression, réduite à un petit volume, est portée à l'action de plusieurs centaines d'atmosphères.

Dict. de Médecine. Tome IV, 1833, page 337.

« Les données de la science sur les *conditions* de l'atmosphère « agissant sur l'organisme *sont peu satisfaisantes.*

Dict. de Médecine. Tome IV, 1833, page 339.

« Les *phénomènes* qui résultent de l'augmentation de densité de l'air « *sont peu connus.* »

Je puis donc m'estimer fort heureux d'avoir eu, pour ma santé, besoin d'étudier ces conditions et ces phénomènes.

L'air introduit par l'inspiration est susceptible d'une force comparable à celle d'un vigoureux piston, fonctionnant dans un intérêt sérieux, et pas un seul physiologiste ne s'est douté d'une condition si avantageuse à une multitude de souffrances jusqu'ici incurables.

L'air atmosphérique a, sur toutes autres forces ou causes, l'avantage de n'être pas périssable, et, s'il n'en était ainsi du principal moteur de l'homme, le genre humain vivrait dans de continuelles transes, puisque cet air est, pour l'enfant qui va naître, la première condition de vitalité, et, pour l'homme, le dernier mouvement où il réussit à l'inspirer pour la dernière fois.

L'argumentation opposée à ce principe est, nous l'avons vu à la première page, que l'autorité vivace de notre mécanisme est dévolue à l'association de six organes intérieurs.

Mais ceux-ci étant tous vulnérables, il n'en faudrait qu'un seul d'indisposé, d'affaibli, pour que la régularité de leur action commune soit compromise.

Une force de premier ordre est cependant de rigueur, et elle existe ; mais ce n'est pas dans l'intérieur du mécanisme qu'il faut la chercher, c'est au dehors, tels que le sont, pour activer certaines usines, les cours d'eau ou l'agitation des vents. N'avons-nous pas aussi l'action du baromètre pour exemple concluant?

Reste donc à examiner quelle serait, parmi les forces, causes ou influences quelconques, celle plus apte à activer le mécanisme humain, que ne l'est l'air inspiré.

Il ne s'agit pas de faire intervenir notre âme immortelle, dont le salut, dans l'autre monde, est assuré à tous les mérites ; il n'est question que de faire réaliser, autant que possible, le bien-être de la santé publique, auquel le bon Dieu et ses représentants s'intéressent avec une égale sollicitude.

Dieu, notre père à tous, ne nous a-t-il pas fait transmettre de siècle en siècle, les consolantes paroles qui constituent, à charge de la créature, *l'obligation* d'étudier avec persévérance les mystères de sa création : *Cherchez et vous trouverez?* Ce stimulant à l'intelligence a fait beaucoup chercher et beaucoup trouver. On cherchera toujours et on trouvera enfin, il faut l'espérer, tout ce qui reste encore dans les ténèbres.

Pour ma part, j'ai cherché sans relâche et j'ai trouvé une incontestable vérité, c'est l'impossibilité de la mort, aussi longtemps que l'inspiration est possible, et c'est ainsi que l'a voulu le divin Créateur, pour rassurer ses créatures de prédilection, les autres espèces animales étant dotées de la plus absolue ignorance du présent et de l'avenir.

FIN DE LA PREMIÈRE PARTIE

DEUXIÈME PARTIE

La vieillesse, etc.

Tome I, 1853, page 376.

Le docteur L. Véron a dit, dans ses *Mémoires d'un bourgeois de Paris* :

« Il faut prendre la vieillesse sagement, mais hardiment et même « gaiement, *s'il se peut*. »

Comment, sans la santé du corps, cette sage recommandation pourrait-elle être pratiquée ? Par une prudente restriction, l'auteur a prévu ce cas.

En qualité d'ancien praticien, il savait qu'atteindre la vieillesse et la gaiement parcourir n'est pas chose facile, et surtout en présence des nombreux aveux d'incapacité encore signalés dans les plus modernes dictionnaires de médecine, et dont voici un premier et assez redoutable échantillon, même pour la jeunesse.

Dict. de Médecine. Tome XII, 1835, page 285.

« *Combien d'affections de l'estomac et des intestins ne se produisent-* « *elles pas, sans que nous, médecins, puissions pénétrer leur mode* « *d'action !*

« *Mais cette obscurité n'est rien à côté de celle qui cache le méca-* « *nisme des causes internes.*

« *Qu'une affection de l'estomac se déclare, par suite d'une pertur-* « *bation profonde, tout est pour nous mystère, et mystère impénétrable.*

« *Nous ne pouvons nous ratttacher à rien de fixe : tout se montre va-* « *riable et obéit à des conditions que nous ignorons complètement.*

« *Aussi, ne pouvons-nous rien conclure, et nos prévisions sont-elles* « *sans cesse en défaut.* »

« *Signalons donc ce terrain aux investigations des observateurs.*
« *Il est temps qu'enfin le flambeau l'éclaire et le débarrasse, s'il se peut,*
« *des vaines spéculations de l'esprit de système.* »

Ce n'était certes pas sur moi, réputé malade imaginaire, que les auteurs de cette provocation pouvaient fonder des espérances, et cependant, bien avant leur cri de détresse, j'étais déjà investigateur, mais sans titre doctoral, à la recherche des causes mystérieuses qui ruinaient ma santé.

Mes digestions étaient laborieuses, douloureuses, malgré les plus minutieux ménagements.

Le creux de l'estomac était transformé en tumeur croissante. Cette partie du ventre, devenue le siége d'une extrême sensibilité, me faisait souffrir physiquement et moralement. Le plus léger contact m'y était insupportable ; habit, gilet, chemise, bretelles, les plus futiles contrariétés : tout m'y occasionnait malaise, douleur, inquiétude.

Toujours la respiration était embarrassée, et fréquemment l'étaient aussi les voies urinaires, le cerveau, l'exercice de la pensée.

Au ventre, ballonnement de gaz, coliques souvent atroces, opiniâtre constipation, sentiment d'inquiétude correspondant au cerveau et occasionnant de perpétuels mouvements d'impatience.

Sommeil rare et agité, étourdissements, etc.

Mais, de tous les symptômes, celui dont j'étais le plus péniblement affecté, c'était une agitation nerveuse agissant sans cesse sur mon caractère, devenu insupportable.

Et c'était là ce qu'un imprudent médecin, après m'avoir promis guérison dans la quinzaine et traité, avec aggravation, pendant quatorze mois, proclamait être de la maladie imaginaire ; parce que, mécontent, je m'étais confié à un autre, puis à d'autres encore qui, à la vérité, ne réussirent pas mieux.

Vainement fus-je soumis à d'innombrables médications : purgatifs, vomitifs, clystères, sangsues, saignées, calmants, toniques, diètes, emplâtres stibiées sur le ventre, ventouses scarifiées, vésicatoires, cautères, bains de toutes natures, eaux thermales, carminatifs, etc.

Une partie cependant de ces remèdes opérait, pendant quelques jours, d'une manière en apparence favorable, et bien que, sous leur influence, je devinsse plus affaibli, plus souffrant, je me berçais du constant espoir que l'un ou l'autre moyen me rendrait enfin à la santé; mais, toujours désabusé, je retombais dans des idées de plus en plus sinistres.

Je ne concevais pas, et nul des médecins consultés ne sut m'expliquer d'une manière persuasive comment l'usage de celles des médications qui, de temps à autre, ranimaient mon espoir, pouvaient, sans de nouveaux motifs, laisser se reproduire les souffrances, et même avec plus d'intensité.

D'aucun médecin aussi je ne pus savoir, avec exactitude, quelles étaient les médications m'autorisant quelquefois à espérer.

A force d'observations, je fus enfin convaincu que mes consolations intervallaires étaient redevables aux évacuants, en ce qu'ils désencombraient à la fois les organes des matières arrêtées et des gaz interposés.

Les purgatifs eussent donc été le vrai moyen de soulagement, au cas où leur usage eût été perpétuable.

En 1825, plus accablé que jamais, mais ayant le moral relevé par la haute renommée du docteur Broussais, je me rendis chez cette célébrité, préparé à lui dire que, pendant mes premières années, j'avais été traité comme atteint de pulmonie, à cause de ma difficultueuse respiration et d'une opiniâtre toux; qu'à partir de ma onzième année j'avais, en outre, souffert de crampes d'estomac et d'entrailles; qu'enfin, par mes médecins successifs, ma maladie fut qualifiée de pylorique, cardialgique, dispepsique, timpanique, névralgique, gastralgique, hypocondriaque, etc.

Mais, à peine avais-je commencé mon historique, que le docteur me dit, avec une apparence de sévérité :

« — Vous avez, monsieur, une gastrite chronique. »

Cette nouvelle dénomination m'occasionna une secousse nerveuse, tellement ostensible, qu'elle me valut l'apostrophe suivante :

« — Vous paraissez, monsieur, en savoir plus que moi. Pourquoi donc « venez-vous me consulter ? »

— Docteur, répliquai-je, traitez-moi, je vous en supplie ; vous êtes mon dernier espoir.

Après un instant de silence, M. Broussais me demanda avec bonté de quelle maladie je me croyais atteint.

Je nommai la gastralgie, l'hypocondrie.

« — Qui vous l'a dit ? «

— Les docteurs Scarpa, Ratazzi, etc.

« — Vous ont-ils dit atteint de ces deux affections ? »

— Le seul docteur Scarpa semblait les confondre.

« — Où l'avez-vous vu ? »

— A Milan, en 1821.

« — Que vous prescrivit-il ? »

— La plus stricte sobriété en tout ; manger souvent, six fois plutôt que seulement une ou deux, mais toujours avec beaucoup de modération ; bien broyer les aliments, choisis parmi les plus faciles à digérer ; des incessantes distractions, la plus parfaite tranquillité d'esprit, beaucoup de tolérance, point de travail de cabinet, de l'exercice le plus possible et ne pas craindre la mort prématurée, si je cessais toute médications, les émissions sanguines surtout.

« — Vous dit-il que vos affections sont nerveuses ou inflammatoires. »

— Ni l'un, ni l'autre.

A la fin de ce colloque, le docteur Broussais, comme pour me dédommager de son accès de vivacité, m'offrit gracieusement un siége et, s'asseyant près de moi, me dit :

« Je m'incline devant la haute science du docteur Scarpa, et si nous « ne sommes pas d'accord sur le traitement, c'est que votre maladie a « changé de nature : elle est inflammatoire aujourd'hui, soyez-en certain. « La gastralgie et l'hypocondrie sont d'ailleurs de la famille des gastrites, « et chez vous, il est grand temps de tempérer l'effervescence du sang. »

Puis, pendant près d'une demi-heure, le docteur Broussais eut la patience d'entrer dans des détails sur ma position.

Convaincu ou non, je m'abandonnai, sans réserve, aux raisonnements si clairement exposés.

En conséquence, je demandai l'ordonnance écrite et, sans retard, je me mis à la diète, aux boissons raffraîchissantes, sangsues au creux de l'estomac et ailleurs, bains, pédiluves sinapisés.

Ainsi, le docteur Broussais, loin de m'attribuer la ridicule maladie imaginaire, me reconnut une affection prochainement mortelle.

Le dix-septième jour de ce rigoureux traitement, j'éprouvais un abattement et une agitation nerveuse inexprimables, je sentais l'estomac plus gonflé, plus fatigué, plus serré, plus sensible, la tête beaucoup plus embarrassée que jamais, les étourdissements plus fréquents, les gaz plus irritants, etc.

L'insomnie de la nuit me fournit matière à de cruelles réflexions, qui me provoquèrent à une expérimentation décisive.

Le matin, la défaillance s'étant encore aggravée, je m'évanouis et, rappelé du délire, je ressemblais à un spectre.

Dans ce piteux état, je demandai pour déjeuner une rôtie au vin généreux, bien chaude, bien sucrée, bien cannellée et préparée sous mes yeux, pour empêcher la fraude.

Ma famille, alarmée de cette envie, en apparence vertigineuse, employa tous les ressorts de son influence pour me faire renoncer à cet aliment, prétendu incendiaire dans ma position, et, un médecin appelé à la hâte, désapprouvant mon raisonnement, s'unit à l'opposition; mais, inébranlable, je voulus, à tous risques, réaliser mon projet longuement médité durant l'insomnie de la nuit.

A peine avais-je absorbé la moitié de ce délicieux poison, que déjà je me sentis renaître, et ce succès fut si appréciable, que personne ne s'opposa sérieusement à me laisser achever.

Bientôt après, et joyeusement, je m'écriai que j'étais guéri.

En effet, je l'étais assez pour vouloir rompre encore une fois avec l'erreur, par la certitude acquise, ainsi que je l'espérais, que ma maladie, n'étant pas inflammatoire, mon organisme pouvait n'être affecté que d'une cause comparable à celles altérant les rouages d'un mécanisme artificiel.

A quelques années de là, toujours bien décidé à m'en rapporter à la Providence plutôt que de recourir de nouveau aux médications, mon attention fut singulièrement captivée par les passages que voici, d'un traité de physique :

« L'électricité est un des plus puissants moyens de réveiller l'énergie « des organes, lorsqu'elle est affaiblie.

« Des courants électriques réveillent les fonctions digestives et pro- « duisents des contractions musculaires.

« Le fluide électrique passe à travers le corps humain, qui est bon con- « ducteur.

« Il déplace les vents, les gaz en les franchissant, et, par ce déplacement « non interrompu, il finit par les expulser.

« Le frottement n'est pas la seule manière de développer l'électricité : « elle se développe aussi, dans une foule de circonstances, par la chaleur. »

En présence de termes si précis, je me cramponnai à ce moyen comme à un ancre de salut, et, pendant plus de deux mois, malgré le succès le plus négatif, je me fis électriser par le frottement.

Alors j'essayai l'électricité galvanique, par l'application d'une sorte de cuirasse en étoffe de laine, garnie de métaux les plus électriques, mon corps devant servir de foyer de chaleur.

Les avantages que j'en recueillis suffirent à m'encourager et à me conduire progressivement à de plus notables effets, dont cependant j'attribuai une part à l'observance des consciencieux conseils du docteur Scarpa.

Ce ne fut qu'en 1834 que je parvins à un état supportable.

A cette époque, pour me perfectionner, j'éprouvai la nécessité d'étudier sur d'autres malades de l'espèce et, d'autant plus, que j'étais aiguillonné par le pressentiment que la pression atmosphérique devait, sur notre intérieur, produire des effets considérables; mais comment m'éclairer à ce sujet?

Ce fut, naturellement, aux œuvres de la science que, plein de confiance et d'espoir, je recourus; mais, après de pénibles recherches, je n'avais trouvé que l'absence de logique signalée à ma première page, et quelques articles aussi peu rassurants.

Cette fatalité cependant piqua mon émulation, et, en 1840, mon intelligence éclairée, le problème résolu et expérimenté, j'avais obtenu la santé la plus complète, dont, depuis, je suis en pleine jouissance.

Ainsi, à dater de là, chez moi, parfaites digestions, *sans distinction d'aliments*; plus d'affections de l'estomac ni du creux de l'estomac, plus de difficulté dans la respiration ni dans les voies urinaires, de coliques, de constipation, d'hémorrhoïdes, de gène dans les vêtements, de souffrances nerveuses et gazeuses, de transports sanguins, d'étourdissements, de défaillances. Liberté dans l'exercice de la pensée, sommeil réparateur, caractère calme.

Un tèl ensemble de succès paraîtra si invraisemblable, que pour faire suspendre, autant que possible, les commentaires, j'ai hâte de déclarer, qu'au profit d'une œuvre philanthropique, j'accepterai tous les défis qu'on pourrait me proposer, à savoir : de faire, en peu d'heures, manger, *sans inconvénient*, aux malades similaires, et à leur choix, les aliments, suivant eux, les plus indigestes.

Si j'ai tant tardé à saisir les fils mystérieux de tous les obstacles, c'est que j'ai eu à combattre des difficultés qui semblaient inextricables.

Il m'a fallu longtemps expérimenter sur la pression atmosphérique, atteindre les causes susceptibles de modifier sa puissance, et parvenir ainsi à l'irréfutable certitude, que la totalité de mes affections n'était que l'effet d'une cause unique : *défectuosité mécanique n'altérant ni le sang ni les humeurs mais affectant les forces digestives et celles de tous les organes avec lesquels ces forces sympathisent;*

Une simple affection ressentie à l'estomac ou au creux de l'estomac, qui résiste longtemps aux remèdes ordinaires, est déjà le germe de cette défectuosité.

Pour accréditer ma conviction, je vais citer un exemple que, à dessein, je ne prendrai pas parmi les plus concluants.

M. Duplès-Agier, conseiller à la cour impériale de Paris, qui, pour raison de santé, avait dû renoncer à présider les assises, m'adressa des lettres dont voici les principaux passages :

« Je ne saurais être trop reconnaissant, puisque je vous dois un bien-« être que je ne connaissais pas avant le bonheur de vous rencontrer. » 1er septembre 1848

« Au moral, succès complet, ou à peu de chose près. Au physique, amé-« lioration sensible, mais non guérison. » 13 mai 1850.

Il est facile de comprendre que le moral, affecté par des souffrances physiques n'a pu obtenir qu'un succès proportionné à la décroissance de celles-ci; et, comme deux invincibles causes s'opposaient à la parfaite disparition des affections physiques, celle morale aussi ne pouvait être détruite d'une manière absolue.

M. Duplès n'était donc pas complétement satisfait, et voici pourquoi :

Lorsqu'en 1847, je fis sa connaissance, il avait déjà entamé la soixantaine, et, à ce sujet, le dictionnaire de médecine s'exprime dans les termes suivants :

« Dans la vieillesse, les muscles perdent de leur coloration; ils deviennent « pâles, fauves et livides; leurs contractions sont difficiles, lentes et « faibles. » Dict. de Médecine. T. xx, 1839, page 351.

« Dans la vieillesse, la respiration perd de son étendue à mesure qu'on « s'éloigne de l'âge précédent. » Dict. de Médecine T. xxvii, 1843, page 468.

Dict. de Médecine. T. XXVII, 1843, page 468. « Dans la vieillesse, le sternum ne forme plus qu'une seule pièce osseuse, « les cartilages sternaux sont également ossifiés; les ligaments des « articulations postérieures des côtes sont devenus rigides, les poumons « sont diminués de volume, etc. »

On voit que, pour complétement réussir à tout âge, il faudrait pouvoir rajeunir les rouages à mesure de leur décadence.

La seconde cause résultait d'un vice congénital, manifesté par sa voix aiguë, un peu flûtée : infirmité ayant rapport au paragraphe suivant :

Dict. de Médecine. T. XII, 1835, page 312. « La forme de la base de la poitrine peut exercer de l'influence sur la « situation des viscères, qui touchent au diaphragme. »

Ces obstacles me disposèrent à communiquer au conseiller Duplès les annonces de fraîche date de deux nouveaux procédés, l'un par le docteur Récamier, l'autre par le docteur Burg, et à le prier instamment de vouloir en essayer, dans l'espoir que les découvertes de ces notabilités de la science seraient préférables à la mienne.

Le lendemain je reçus cette flatteuse réponse :

29 avril 1851. « Si j'ai été convaincu de l'efficacité de votre moyen, cinq ans avant la « communication que vous venez de me faire, je suis confirmé, *plus que « jamais*, de la réalité du service que vous m'avez rendu et dans les « sentiments de gratitude, que je vous conserverai toujours, *votre décou- « verte est pour vous un grand titre de gloire.*

2 juin 1851. « Vous vous montrez bien cruel, après m'avoir rendu service et grand « service, j'aime à le reconnaître, vous trouvez un perfectionnement et ne « voulez pas m'en faire profiter. Pour quel motif? C'est que je puis « m'adresser à tels et tels, qui ont annoncé ou fait annoncer leurs nou- « velles inventions. Je sais le bien que vous m'avez fait, etc. »

5 avril 1855. « Qui de nous rendait service à l'autre? Je serai toujours votre obligé « et votre ami. »

Cette dernière lettre ne laissait rien pressentir sur la fatalité qui, au cinq octobre suivant, devait faire succomber ce magistrat dans sa soixante-huitième année.

Le docteur Broussais, lui aussi, avait du très-sérieux de mes anciennes affections, à en conclure par l'exposé du médecin qui en a opéré l'autopsie cadavérique.

« *Broussais* est décédé à l'âge de soixante-six ans, plein de vigueur « d'esprit et l'on pourrait ajouter de vigueur de corps, d'une maladie des « intestins, ayant la constipation la plus opiniâtre, laquelle, page 100, « durait depuis vingt-deux jours. » Notice histor. du d^{r} de Montègre, 1839, page 72.

« *Broussais* est mort aussi par un défaut d'alimentation suffisante, non « parce qu'il ne mangeait pas assez; mais parce qu'il ne digérait pas bien, « et qu'il a fini alors qu'il ne lui était plus possible de digérer. » Notice histor. du d^{r} de Montègre, 1839, page 76.

« Un développement de gaz avait tellement enflé tout le corps et la « face, qu'ils ressemblaient à ceux d'un noyé. » Id., 1839, p. 103.

« Les gaz avait pénétré dans les chaires et dans la peau. » Id., 1839, p. 105.

« La première incision donna issue à des gaz, qui firent jaillir les « intestins au dehors. » Id., 1839, p. 104.

« Une profonde incision, faite au foie, laissa échapper, avec bruit, des « gaz qui avaient *déchiré* l'enveloppe de cet organe et formaient des loges « dans son intérieur. » Notice histor. du d^{r} de Montègre, 1839, page 105.

« L'estomac, à sa surface, était parsemé de bulles d'air contenues dans « les mailles d'un tissu cellulaire. »

« Le renflement qui se faisait remarquer au-dessus du point malade, « semblait n'avoir été produit que par le séjour trop prolongé des matières « fécales, qu'une sensibilité maladive arrêtait au rectum. » Notice histor. du d^{r} de Montègre, 1839, page 109.

« Le canal intestinal fonctionnait d'une manière incomplète. » Id. 1839, p. 110.

« Broussais déjeunait à dix heures, dînait à six, sans jamais dépasser « son vaste appétit. » Notice histor. du d^{r} de Montègre, 1839, page 79

Ici encore les docteurs Broussais et Scarpa étaient en parfait désaccord, le dernier prescrivait plusieurs repas très-modérés, l'autre donnait l'exemple contraire et même en contradiction avec ses leçons professionnelles, dont l'une est consignée dans la biographie nouvelle des contemporains de 1821, page 522. En voici le texte :

« La vie ne se maintient que par une *continuelle* excitation des « substances qui nourrissent les organes.

« Qu'est-ce en effet qu'une maladie? C'est la rupture de l'équilibre des

« forces qui maintiennent, dans chaque organe, le degré nécessaire à « l'exercice de ses fonctions. »

Voici encore un intéressant paragraphe :

Dict. de Médecine, T. VIII, 1834, page 486.

« Toutes les fois que la constipation n'est pas due à un obstacle méca- « nique, il est facile d'en triompher. »

N'est-ce pas un aveu complet que le docteur Broussais a succombé par une difficulté mécanique?

FIN DE LA DEUXIÈME PARTIE

TROISIÈME PARTIE

Electricité, aimants (1)

« Lorsque les indications des causes ont échoué, l'électricité a quel- « quefois réussi. Dict. de Médecine, T. XII, 1835, page 183.

« Dans un compte rendu, en 1777, à la Société royale de médecine (2), « sur les effets de l'aimant au sujet des travaux de l'abbé Le Noble, les « commissaires s'exprimèrent en ces termes : Œuvres de Buffon, Tome IX, 1827, page 281.

« Les affections nerveuses (3) nous ont paru céder et se dissiper d'une « manière constante par l'application de l'aimant, et au contraire les « affectations humorales n'ont éprouvé aucun changement.

« Plusieurs malades, que le soulagement avait engagés à quitter leurs « garnitures, ayant vu se renouveler leurs souffrances, qu'une nouvelle « application a toujours suffi pour faire disparaître, nous sommes restés « convaincus que c'était à l'application des aimants qu'on devait attribuer « le soulagement obtenu.

« Pendant le traitement, nous nous sommes scrupuleusement abstenus « d'employer aucun autre remède. Œuvres de Buffon, Tome IX, 1827, page 282.

« Il est à désirer, que les compagnies savantes portent toute leur at- « tention sur de pareils sujets. »

Ce vœu des commissaires ne fut pas pris en considération.

(1) Aimant, métal ferrugineux.
(2) Société royale de Médecine, actuellement Académie impériale.
(3) Affections nerveuses. C'est ainsi qu'encore les médecins nomment les affections de tous genres inexpliquées dans leur cause.

FIN DE LA TROISIÈME PARTIE

QUATRIÈME PARTIE

Appareil digestif

Dict. de Médecine. T. VIII, 1834, page 513.

« Les intestins sont garnis de petits tubes en nombre si considérable « et si pressés, qu'ils ressemblent à un crible. Il s'y rencontre beaucoup « de valvules, espèces de battants de portes, dont plusieurs sont bifur« quées. »

Dict. de Médecine. T. VIII, 1834, page 515.

« Dans le gros intestin, on remarque trois rangées de bosselures et des « étranglements, où les excréments *peuvent être arrêtés*. Dans les replis « de la partie du gros intestin, dite côlon, les excréments s'arrêtent long« temps. »

Dict. de Médecine. T. XXV, 1818, page 535.

« L'intestin forme une masse suspendue par le mésentère, espèce de « fraise, comme dans le veau. »

Dict. de Médecine. T. XXV, 1818, page 556.

« Les matières, s'accumulant dans le gros intestin, y acquièrent gra« duellement plus de solidité, plus de fétidité. Elles y cheminent par un « mouvement d'ondulation. »

Dict. de Médecine. T. XXV, 1818, page 557.

« Instinctivement, à l'action impulsive du rectum s'ajoute la contraction « des puissances inspiratrices, qui refoulent les viscères abdominaux sur « le rectum, pour concourir à l'exprimer de tout ce qu'il remplit. »

Ce serait la marche ordinaire, si la puissance inspiratrice y était placée au premier rang, et ce qui prouve qu'il peut être dérogé à cette marche ordinaire, c'est que, notamment, le professeur Broussais est mort en partie pour n'avoir pu, pendant vingt-deux jours, rien faire évacuer par son rectum.

Estomac et creux de l'estomac ou épigastre

« L'estomac, ayant la forme d'une cornemuse, est une vaste poche « dans laquelle s'amassent les aliments, pour y subir le travail de la « chylification. Il a la faculté de se distendre. » Dict. de Médecine. Tome VIII, 1834, page 503.

« Il est en rapport avec le muscle diaphragme, qui sert de cloison « mobile entre la poitrine et l'abdomen. » Dict. de Médecine. T. VIII, 1834, page 805.

« Ses fibres musculaires sont comparées, pour l'entrecroisement, au « tissu d'une étoffe. » Dict. de Médecine. T. VIII, 1834, page 806.

« L'estomac occupe la région épigastrique et une partie de l'hypocondre « gauche. Il est placé immédiatement au-dessus du diaphragme. » Dict. de Médecine. Tome XII, 1835. page 259.

« On a trouvé l'estomac descendu dans le bas-ventre. » Id. page 266.

« Ses dilatations sont quelquefois si énormes, qu'il peut descendre « dans les aines. » Dict. de Médecine. T. XII, 1825, page 325.

« La dilatation a été telle, dans certains cas, que les parois stomacales « ont été rompues. » Dict. de Médecine. T. XLIII, 1820, page 345.

« L'estomac, après être resté quelque temps immobile, sur la masse « alimentaire récemment introduite dans sa cavité, commence à se mou- « voir. » Dict. de Médecine. Tome XII, 1835, page 270.

« La contraction n'a pas lieu, dans toutes les parties, en même temps ; « s'il en était ainsi, ce viscère serait évacué trop promptement.

« Les matières contenues dans l'estomac sont sans cesse déplacées, et « les liquides sont agités avec le gaz, au point de devenir écumeux. »

« Pendant ces mouvements, tout ce mêle dans l'estomac ; les aliments « nouvellement introduits sont brassés avec ceux qui déjà ont subi le « suc gastrique. » Dict. de Médecine. T. XII, 1835, page 272.

« Parmi les appareils qui sympathisent avec l'estomac, il faut noter « celui des facultés intellectuelles et morales, celui de la génération des « femmes, celui de la respiration, de la sécrétion urinaire. Dict. de Médecine. T. XII, 1835, page 280.

« Une difficile digestion entrave le travail de l'intelligence, rend la « conception moins vive et gêne l'expression de la pensée. Il y a, réci- « proquement, influence du cerveau sur l'estomac.

« La sympathie de l'estomac, avec l'appareil respiratoire, se révèle par « un sentiment d'oppression, que détermine l'ingestion de certaines subs-

« tances et par l'espèce particulière de toux qu'accompagnent quelques « affections de l'estomac. »

Dict. de Médecine. T. XII, 1835, page 285. « Les causes obscures sont celles qui n'agissent pas primitivement sur « l'estomac et n'arrivent à lui que par l'intermédiaire d'autres appa-« reils, *telles sont les conditions inconnues.* »

Ce sont celles que j'ai découvertes.

Dict. de Médecine. T. XII, 1835, page 382. « Le traitement offre encore, il faut l'avouer, une multitude de lacunes « et d'imperfections, dans l'état actuelle de la science.

« Tout est obscur dans ces affections, que l'on ne nomme *nerveuses* « *que, pour ne pas dire inconnues, inexpliquées et impénétrables.*

« Jusqu'ici l'étude attentive de leur nature, de leur marche, de leurs « variétés n'a conduit à rien qui peut éclairer le mécanisme de leur pro-« duction, ni la cause organique, qui préside à tous ces dérangements. »

Dict. de Médecine, T. XIV, 1836, page 11. « Pour guérir les douleurs de l'estomac, le vulgaire met souvent en « usage les spiritueux.

« La plupart des médecins conseillent les antispasmodiques, l'oxyde de « zinc, celui de bismuth, les éthers, les toniques, les amers, »

« Ces différents moyens produisent souvent un amélioration momen-« tanée ; mais, loin de guérir les maladies, ils en prolongent la durée et « l'aggravent presque toujours. »

Dict. de Médecine. Tome I, 1832, page 110. « On ne peut expliquer l'excès de sensibilité dont jouit, chez quelques « sujets, l'épigastre ou creux de l'estomac. »

L'explication ressort naturellement du paragraphe suivant, dans les cas où des gaz, encombrant et ballonnant le ventre, font pression sur les organes que ce paragraphe indique.

Dict. de Médecine. T. XII, 1835, page 505. « Le creux de l'estomac recouvre des organes très-essentiels : une « partie de l'estomac et du pancréas, le petit lobe du foie, l'intestin « duodenum, celui du côlon transverse et une partie de la couverture des « intestins. »

Muscles

« Les muscles reçoivent tous au moins un réseau de nerfs, ceux-ci, « suivant les uns, y pénètrent par les têtes; suivant d'autres anatomistes, « ils s'introduisent aussi par les queues. » Dict. de Médecine. T. XXXIV, 1819, page 568.

Cette intime union des muscles et des nerfs semble justifier que les premiers, organes de la force, seraient inertes sans le stimulant des nerfs, organes de toutes les sensations.

Voici ce qu'en dit la science.

« Nous ne chercherons pas à résoudre si l'irritabilité est une force « inhérente à la nature des muscles, ou si la force unique est dans le « système nerveux. Ces deux questions nous paraissent également in- « solubles. » Dict. de Médecine. Tome XX, 1839, page 347.

Nerfs, névroses, névralgies

« Il faut reconnaître qu'il est fort difficile de déterminer la cause de « certaines névralgies, sur la nature desquelles l'insuffisance de toutes « méthodes vient encore jeter plus d'obscurité. » Dict. de Médecine. T. XXI, 1840, page 17.

« Les moyens employés, aussi nombreux que variés, prouvent que le « traitement a été plus souvent empyrique que rationnel. » Dict. de Médecine. T. XXI, 1840, page 19.

« Suivant le docteur Villermay, l'hypocondrie est une névrose, et « suivant le docteur Broussais, c'est une inflammation. » Dict. de Médecine. T. XVI, 1837, page 134.

« Nous ne croyons pas que ce soit une inflammation, et prétendre que « c'est une affection nerveuse, c'est enseigner fort peu de chose. » Dict. de Médecine. T. XVI, 1837, page 136.

« Les ouvertures des corps n'ont point fourni assez de résultats pour éclairer la nature des affections nerveuses. » Dict de Médecine. T. XXI, 1840, page 33.

3

La peau

Mém. d'un bourgeois de Paris, par le d[r] Véron, Tome I, 1853 page 373

« La peau est le thermomètre certain sur lequel se constatent les os-
« cillations de la santé.

« Lorsque tout se passe régulièrement dans notre être, le thermomètre « est au beau.

« La transpiration insensible donne alors à la peau de la souplesse, des « reflets chatoyants à tous les méplats du visage, du lustre à la che- « velure.

« Lorsque cet état se produit, on appelle cela être en beauté.

« Mais commettez un excès, que l'estomac soit irrité, le pouls un peu « fébrile, cette transpiration insensible se supprime, la peau devient « sèche, perd son éclat, sa transparence, les cheveux n'ont plus de « souplesse. »

Mém. d'un bourgeois de Paris, par le d[r] Véron, Tome I, 1853, page 371.

« Nous vieillissons du dehors en dedans; avec l'âge la peau voit « d'abord ses fonctions devenir moins actives.

« Tous les appendices de la peau deviennent le signe d'un grand âge; « aussi, ne saurait-on trop multiplier, plus que jamais, tous les soins « du corps, tous les minutieux détails de propreté.

« Je ne saurais trop conseiller aux vieillards de porter des vêtements « chauds été comme hiver, et d'entretenir, par des frictions, par toutes « les excitations permanentes de la peau, sa chaleur et sa vitalité.

« Il faut surtout, au delà de soixante ans, se sauvegarder de mourir « de la pneumonie des vieillards. »

Dict. de Médecine, T. VIII, 1814. page 17.

« La peau est l'émonctoire des excréments les plus volatils des corps « vivants et des résidus les plus simples de leur nourriture. »

Dict. de Médecine. T. XXIII, 1844, page 334.

« La coexistence de l'état acide de l'épiderme avec l'état alcalin des « membranes muqueuses, est une des conditions auxquelles on attribue « le développement d'un état électrique. »

Dict. de Médecine. T. XXXIX, 1819, page 587.

« La peau de l'homme est une grande surface, par laquelle doivent se « faire de continuelles sécrétions : la sueur, l'humeur huileuse destinée « à entretenir la peau souple, la transpiration insensible qui est essen- « tiellement dépurative.

« La grande importance dont est, pour la santé, le libre exercice de « toutes les sécrétions excrémentielles, fait sentir combien il importe

« que les actions transpiratoires de la peau ne soient ni supprimées, ni « mêmes contrariées. »

« Une sympathie existe entre la peau et presque tous les organes, la « peau ne peut donc rester étrangère aux troubles intérieurs; c'est pour- « quoi elle est nécessairement le siége d'une foule de maladies. » Dict. de Médecine. T. XXIII, 1841, page 340.

« Quoique généralement mal étudiées, les maladies de la peau étaient « connues de la plus haute antiquité. » Dict. de Médecine. T XXIII, 1841, page 342.

« Malgré les recherches des hommes les plus habiles, aujourd'hui en- « core l'anatomie de la peau est loin de reposer sur quelques bases tant « soit peu solides. » Dict. de Médecine. T. XXIII, 1841, page 345.

« Si l'on cherche en vertu de quelle influence spéciale la maladie pro- « duite se développe plutôt sous une forme que sous une autre, on ne « peut trouver de solution à ce problème encore impénétrable. » Dict. de Médecine. T. XXIII, 1841, page 355.

« Il y a un autre ordre de maladies, qui sont tout à fait spéciales à la « peau, *indépendantes de tous troubles intérieurs, ne semblant liées à « l'action d'aucune cause accidentelle, et que l'on a vues développées « sous l'influence d'un virus particulier, d'un virus dartreux.* » Dict. de Médecine. T. XXIII, 1841, page 351.

« **Dartres**, terme générique sous lequel on désignait presque toutes « les maladies de la peau. Dict. de Médecine. Tome X, 1835, page 1.

« Elles proviennent vraisemblablement toutes de la même source; leur « affinité réciproque et intime est frappante; leurs traits de ressemblance « sont nombreux. » Dict. de Médecine. T. XIII, 1814, page 62.

« On doit présumer que toutes les différentes espèces partent d'un « même point dans les tégumens, mais que les unes étendent leurs « ravages plus profondément. »

« C'est particulièrement dans l'âge avancé que les dartres éclatent avec « une extrême violence, par la raison que l'exhalation est presque anéantie « chez les vieillards. » Dict. de Médecine. T. VIII, 1814, page 26.

Le vice dartreux est facile à vaincre, non en le répercutant, mais en l'obligeant à une très-prompte évacuation.

Que l'une des académies compétentes veuille, pour un quart d'heure, me faire admettre dans un hospice de dartreux, dès le lendemain elle pourra se prononcer sur ma découverte sous ce rapport.

Frictions

Dict. de Médecine. T. XVII, 1816, page 7.

« Si l'on considère quelle est l'importance des frictions de la peau, leur « rapport avec celles de plusieurs organes intérieurs et la nécessité de « maintenir un juste équilibre entre eux, on ne peut douter de l'avantage « qu'on peut tirer des frictions, pour *prévenir* une foule de maladies. »

Dict. de Médecine. T. XVII, 1816, page 8.

« Jetant un regard sur ce que les anciens ont écrit au sujet du friction- « nement, il est facile de se convaincre du grand cas qu'il en faisaient.

« Ils leur accordaient la propriété de rendre la peau plus transpirable, « d'en augmenter la chaleur, de répandre d'une manière plus égale les « éléments de la nutrition et d'accroître les forces en général.

« Suivant le rapport de Suétone, c'est à l'usage des frictions, que l'em- « pereur Vespasien dût la conservation de sa santé.

« La gymnastique, qui eut une si grande influence sur les mœurs des « Grecs, se composait de différents exercices auxquels on se préparait « par des frictions qui disposaient le corps à des mouvements plus faciles « et plus longtemps soutenus. »

Dict. de Médecine, T. XVII, 1816, page 9.

« Dans certains climats on les pratique, avec succès, pour se mettre « à l'abri d'une température froide et humide, en donnant à la peau les « moyens d'une salutaire réaction. »

Les curieux pourront, chez moi, voir deux modèles de frictionnement, plus rationnels pour la plupart des cas, et plus expéditifs que ceux pratiqués jusqu'à ce jour.

Dict. de Médecine. T. XIII, 1816, page 512.

« L'accumulation de l'électricité et le développement calorique sont en « raison de la nature de l'état des corps avec lesquels on frictionne la peau. »

Dict. de Médecine. T. XVII, 1816, page 9.

« L'habitude de faire des frictions sur le corps des nouveau-nés est « très-ancienne.

« Par ce moyen, on dépouille la peau de cette couche albumineuse qui « la couvre. On facilite ses fonctions en la rendant plus souple et en y « faisant naître une plus grande chaleur. »

FIN DE LA QUATRIÈME PARTIE

CINQUIÈME PARTIE

Gaz, flatuosités, borborygmes, vents.

« Les gaz ont beaucoup de propriétés communes avec l'air atmosphé- « rique, qui lui-même est un composé de gaz.

Dict. de medecine. T. XVII, 1816, page 475.

« Les variations de volume qu'ils peuvent éprouver n'ont pas de « bornes. »

« Quelque puissantes que soient les forces digestives, elles ne peu- « vent entièrement s'opposer à la production du gaz ; voilà pourquoi les « personnes les plus robustes ne sont pas complétement exemptes de « cette incommodité.

Dict. de médecine. T. XVI, 1816, page 16.

« C'est spécialement dans l'intestin côlon que ces fluides ont coutume « de s'accumuler. »

« Avant le milieu du siècle dernier, les affections gazeuses n'ont pas « été sérieusement étudiées.

Dict. de médecine. T. XXV, 1843, page 127.

« Les causes particulières qui augmentent l'exhalation naturelle des « gaz, nous sont en grande partie inconnues et nous ignorons entière- « ment celles qui déterminent la sécrétion de ces fluides, dans les parties « qui naturellement n'en contiennent pas.

« Dans quelques familles, la plupart des individus sont tourmentés, « dès l'enfance, par une abondante sécrétion de gaz ; mais en quoi con- « siste cette disposition, nous l'ignorons entièrement. »

Dict. de médecin[illegible] T. XXV, 18[illegible] page 130.

Je la ferai connaître à tous venants.

« Il peut y avoir des maladies gazeuses, qui consistent dans une « augmentation ou modification de l'exhalation de la peau ; mais aucun « médecin connu ne s'est occupé de semblable sujet. »

[illegible]ct. de méd [illegible], XIII, [illegible]age [illegible]

Cette étude eût été bien accueillie dans la maladie gazeuse qui contribué à abréger les jours du docteur Broussais. On se rappellera qu'il avait, à sa mort, le corps et la face enflés comme ceux d'un noyé.

Dict. de médecine, T. XLIII, 1820, page 352.

« Quelles sont les causes qui, dans les maladies, occasionnent le surcroît d'exhalations intestinales? Cette question est d'autant plus difficiles à résoudre, que la plupart des observations que nous possèdons « ont été recueillies dans un temps où l'on tenait assez peu compte des « organes malades. »

Dict. de médecine, T. LVI, 1821, page 171.

« On ne peut trop déplorer les erreurs du temps, en voyant le nombre « prodigieux de formules et l'accumulation confuse de médicaments, que « nous offrent les ouvrages consacrés à l'histoire des maladies flatulentes, « venteuses et gazeuses.

« Ainsi COMBALUSIER, dans un ouvrage si estimable d'ailleurs, a consacré plus de trois cents pages à la guérison de ces maladies. »

Dict. de médecine, T. LVI, 1821, page 172.

« Tous ces détails sont surchargés de longues formules, où l'on voit « figurer, à côté de tous les carminatifs imaginables, l'urine d'enfant, « l'excrément de la chèvre, etc. »

Dict. de médecine, T. LVI, 1821, page 173.

« Lorsqu'on n'a pu parvenir à expulser les gaz, ni à exciter des selles, « on acquiert la triste certitude que le canal est bouché. »

« Que reste-il à faire dans des circonstances aussi malheureuses, si ce « n'est d'administrer d'impuissants palliatifs et de rester, pour ainsi dire, « spectateur des graves accidents qui précèdent une mort inévitable? »

Malgré toute sa science, le docteur Broussais a dû, pendant vingt-deux jours, subir cette cruelle agonie.

Dict. de médecine, T. XXXIII, 1819, page 121.

« On a eu recours à des moyens mécaniques pour soustraire une « partie des gaz.

« A plusieurs reprises on mit l'extrémité d'une seringue dans l'orifice, « retirant alors le manche, il se produisit une espèce d'aspiration.

« On peut également plonger une sonde de gomme élastique jusque « dans l'estomac, et, adaptant à son extrémité supérieure une seringue, « on soutirera en plusieurs fois une quantité de gaz.

« Mais, quelle que soit la valeur de ces moyens, ils ne vident d'air que « l'estomac et le gros intestin.

« Comment évacuer celui dans l'intestin grêle, où aucun instrument ne « peut atteindre? »

J'ai résolu ce problème, praticable sans seringue, sans sonde, sans aiguille, sans perforation, sans siphon.

« En désespoir de cause, on a proposé l'extraction mécanique des gaz « par le moyen d'un siphon ou d'une seringue pneumatique. » Dict. de médecin T. xvi, 18 page 23.

« Avec une aiguille, montée sur un manche, on peut perforer l'intestin « de manière à donner lieu à la sortie des gaz, sans que la blesure cause « aucune lésion dangereuse. Dict. de Médecin T xxxiii, 18 page 121.

« Ce moyen n'eût-il que l'avantage de soulager momentanément des « personnes qui suffoquent sous le ballonnement des intestins, il procu- « rerait déjà un grand bien. »

Mais les gaz se renouvelant sans cesse pendant qu'existe la cause l'opération, certes peu agréable, serait fréquemment obligatoire.

« Quelle que soit la cause des gaz, il est dangereux de pas leur donner « issue. » Dict. de m T. xvi, 1816, page 23.

« D'après le témoignage de CICÉRON, les stoïciens pensaient qu'en toute « occasion on devait laisser cours aux gaz, tant supérieurs qu'inférieurs. Dict. de Médecine. Tome xvi, 1816. page 24.

« SUÉTONE rapporte que l'empereur CLAUDE, voyant un convive qui « faillit être victime de cette sorte de continence, avait préparé un édit « qui permettait d'expulser toute espèce de vents pendant les repas.

« THEN-RHYNE nous apprend que les Japons tolèrent les éructations, « mais qu'ils ont en horreur des vents intestinaux, à moins que leur ex- « pulsion ne se fasse sourdement; d'où il paraît que ce peuple est plus « sensible au bruit qu'aux odeurs.

« L'existence des gaz, dans les cavités digestives, étant constatée, leurs « principes constitutionnels étant reconnus, on se demande quelles peu- « vent en être les sources. Dict. de médecine. T. xliii, 1820, page 347.

« Les principales hypothèses peuvent se réduire aux suivantes :

« Introduction de l'air extérieur dans les voies digestives ;

« Dégagement de gaz résultant de phénomènes chimiques ;

« Production de ces gaz par les humeurs;

« Exaltation vitale par la membrane, dont les organes gastriques sont « intérieurement tapissés.

« L'analyse des gaz trouvés dans l'estomac et les intestins est trop « différente de celle de l'air atmosphérique, pour que cette opinion soit « admissible. »

Dict. de médecine. T. LVI, 1821, page 168.

« Van Helmont rapporte qu'ayant assisté à la ponction au bas-ventre « d'un supposé hydropique, il ne s'échappa, au lieu d'eau, qu'un gaz fétide. »

Dict. de médecine. T. LVI, 1821, page 169.

« Le docteur Brioude vit, en 1776, une jeune fille, sur le point d'avoir « ses règles, saisie de frissons, de coliques, d'une enflure considérable au « ventre; ayant inutilement employé les antispasmodiques, on pratiqua « la ponction, il en sortit, avec beaucoup d'impétuosité, de l'air inodore « qui éteignit la chandelle. »

Dict. de médecine. T. XLIII, 1820, page 346.

« Plater a vu les intestins assez dilatés par les gaz pour égaler, dans « certains points, le volume de la cuisse.

« Stock rapporte avoir rencontré des sujets chez lesquels l'intestin « était distendu comme un sac.

« L'accumulation des gaz dans les intestins a été assez considérable pour « provoquer la rupture de ces organes.

« Van Helmont et d'autres médecins ont remarqué que les gaz con- « tenus dans les intestins sont inflammables, tandis que ceux qui se ren- « contrent dans l'estomac n'ont pas cette propriété. »

Dict. de médecine. T. XLIII, 1820, page 347.

« Il est de toute impossibilité que la petite quantité d'air, introduite par « le bol alimentaire, puisse rendre compte de la masse de gaz qui se dé- « clarent souvent avec une très-grande promptitude.

On trouve peu d'air dans l'estomac au moment de la digestion.

Dict. de médecine. T. XLIII, 1820, page 348.

« Les partisans de l'explication de la digestion par une fermentation « pensaient que les gaz intestinaux étaient dus à la réaction réciproque « des différentes substances que nous ingérons.

« D'autres croyaient que ces fluides venaient à la fois de cette source « et de l'air ingéré dans la déglutition. »

« On peut objecter à ces hypothèses :

1° Que les gaz se dégagent lorsqu'il n'y a plus d'aliments dans le canal;

2° Que les intestins de l'enfant nouveau-né contiennent des gaz;

3° Que ces fluides se produisent quelquefois dans le tube digestif avec une très-grande rapidité, et qu'ils varient, en volume, suivant un très-grand nombre de circonstances;

4° Qu'après l'usage inconsidéré d'un purgatif, ils se produisent quelquefois, dans le tube digestif, avec une activité prodigieuse;

5° Que souvent ces gaz proviennent de la lésion d'une partie autre que les organes gastriques;

6° Que ces cas se développent dans d'autres organes, où on ne rencontre pas d'aliments qui puissent leur donner naissance ;

7° Que, dans les étranglements intestinaux, on trouve souvent de ces fluides élastiques qui distendent l'intestin outre mesure, quoique toute communication soit interceptée avec les autres points du tube.

« Frédéric Hoffmann et Juncker admettaient que les flatuosités provenaient des humeurs et des matières contenues dans le tube digestif. Dict. de médecine. T. xliii, 1820, page 349.

« Galien et Fernel croyaient que la nourriture, les boissons, les humeurs, dégageaient les gaz sous l'influence de la chaleur.

« Baglevi reconnaît, jusqu'à un certain point, la part que les solides ont dans la formation des flatuosités.

« Le docteur Magendi, sans se décider d'une manière positive, paraît cependant disposé à penser que le dégagement des gaz dépend de la réaction des différentes substances qui se rencontrent dans le tube alimentaire. »

« Dans l'état de maladie, des gaz se sont souvent produits en quantité considérable ; mais ce serait une erreur de penser que cette augmentation dans le volume dépend constamment de la même cause. Dict. de Médecine. T. xliii, 1820, page 352.

« Ce qui prouve bien que, dans l'état de maladie, l'origine des gaz intestinaux n'est pas toujours la même, c'est que leur odeur varie. »

« Les gaz contenus dans la vessie s'y introduisent-ils quelquefois par le canal de l'urètre? C'est peu possible. Dict. de Médecine. T. xliii, 1820, page 357.

« Les gaz contenus dans le gros intestin peuvent-ils s'échapper par la vessie et le canal de l'urètre ? Les fastes de l'art en rapportent un grand nombre d'exemples. »

« S'il faut en croire certains anatomistes, on aurait trouvé le cœur distendu par les gaz. » Dict. de médecine. T. xliii, 1820, page 363.

« A mesure que les fluides gazeux s'accumulent, ils gênent ou suspendent les fonctions des appareils qui en sont le siége, soit en s'opposant aux mouvements et aux contractions des organes creux qu'ils distendent, soit en empêchant la dilatation et le jeu des organes pleins, qu'ils environnent et compriment. » Dict. de médecine. T. xxv, 1842, page 130.

« Leurs efforts s'étendent ordinairement plus loin, et ils ne tardent pas à agir sur les organes contigus, qu'ils refoulent et déplacent. Id., page 131.

Gastralgie, Hypocondrie, Spleen, Lebense-ueberdrousse des Allemands.

A la seconde partie, j'ai succinctement retracé mes longues souffrances ; les dictionnaires de médecine vont faire connaître celles qu'ont eues à supporter de nombreux malades de même espèce.

La collection, quoique considérablement restreinte, impressionnera néanmoins.

Dict. de médecine. T. XVI, 1837, page 148.

« La gastralgie et les flatuosités tourmentent extrêmement les hypo-« condriaques.

« L'on est trop peu d'accord sur le siége et la nature de l'hypocondrie « pour que nous cherchions à en préciser les caractères principaux par « une définition. Nous préférons faire l'exposé des phénomènes qui si-« gnalent son existence.

« Les symptômes sont extrêmement nombreux et variés. Il n'est presque « aucune partie du corps qui ne soit le siége de quelques souffrances, de « quelque trouble, surtout si l'on étudie la maladie sur un certain nombre « d'individus.

« La tête, la poitrine, l'abdomen, les parties extérieures, tous sont tour « à tour accusés de recéler différentes causes de gêne, de désordre, de « douleurs, d'affections.

« Le sommeil est, le plus souvent, difficile et de peu de durée. Les sens « présentent une grande susceptibilité.

« Toute impression un peu vive, quelquefois même légère, cause de « l'agacement, de la contrariété, des douleurs de tête. Le bruit, la lumière « vive, les odeurs fortes, le froid, la chaleur, les variations de tempéra-« ture, l'état de l'atmosphère, causent des malaises, des souffrances.

« Les malades, en général, ont l'humeur très-inégale. Beaucoup sont « ombrageux, inquiets, défiants, difficiles à vivre.

« Le travail de l'esprit, chez eux, rend la tête chaude et douloureuse ; « beaucoup se plaignent d'avoir les idées lentes et peu liées, ou rapides et « confuses. Ils disent que leur maladie est nouvelle, inconnue ; qu'ils ne « guériront jamais ; que leur état est humiliant ; que les médecins n'y « comprennent rien, etc. »

« Les malades parlent souvent du dégoût qu'ils ont pour la vie, et avec « cela ils recherchent empressément les conseils, s'adressent à chaque « instant à de nouveaux médecins ; mais ils se dégoûtent des remèdes « aussitôt après en avoir fait usage. » Dict. de Médecine. T. XVI, 1837, page 124.

Ils seraient moins vacillants, s'ils guérissaient.

« Ce qui fait beaucoup de mal à ces infortunés, et ce qui suffirait quel- « quefois pour les porter à une funeste détermination, c'est de les traiter « de malades imaginaires, de leur répéter sans cesse qu'ils s'écoutent « trop. Dict. de Médecine. T. XVI, 1837, page 125.

« Ces reproches sont très-mal fondés : ils irritent les malades, les déses- « pèrent, les aigrissent, les humilient.

« Cette sorte de malades souffre réellement beaucoup, et les désordres « de leurs facultés sensitives ne sont que trop positifs.

« Ils ne peuvent supporter les vêtements qui couvrent la poitrine, l'es- « tomac; on en voit même à qui le poids du drap du lit seul cause des « angoisses insupportables.

« Le conduit alimentaire présente souvent une lente, une douloureuse « digestion, avec un sentiment de chaleur et de gonflement au creux de » l'estomac; des rapports acides, des rots, des angoisses, des chaleurs « qui montent à la tête, des gargouillements, des gaz, l'afflux du sang « vers cette partie.

« L'appétit est variable : il est diminué chez les uns, augmenté chez les « autres.

« Presque tous éprouvent une constipation habituelle et opiniâtre. »

« L'urine est souvent tendue. Dict. de Médecine. T. XVI, 1837, page 126.

« Dans un grand nombre de cas, l'embonpoint n'est pas diminué, la « coloration de la face est naturelle, la peau ne présente aucun change- « ment.

« Ce n'est pas sans étonnement que l'on voit de ces malades, gros et « frais, se plaindre des plus horribles souffrances, dire qu'ils dorment peu « et mal; qu'ils digèrent difficilement et qu'ils éprouvent des flatuosités, « des gaz après le repas; qu'au moindre excès de travail et à la plus « légère contrariété ils ressentent des angoisses, des spasmes dans le « ventre.

« Beaucoup, cependant, sont amaigris, ont le teint décoloré, la peau de « la face pâle, jeunâtre, rugueuse, boutonneuse, dartreuse. »

Dict. de Médecine, T. XVI, 1837, page 127.

« Ce qui caractérise particulièrement l'affection, ce sont la multiplicité, « la variété et la mobilité des désordres accusés par les malades, et les « souffrances excessives dont ils se plaignent. »

« C'est, parmi les hommes de lettres, ceux livrés aux travaux assidus « du cabinet, les artistes, les poètes ; parmi les littérateurs les plus distin- « gués et surtout au milieu des personnes douées de l'imagination la plus « ardente, ou de la plus vive sensibilité, que l'affection choisit de préfé- « rence ses victimes. »

Dict. de Médecine, T. XVI, 1837, page 130.

« Tous les symptômes que nous avons énumérés ne s'observent pas en « même temps, ni chez les mêmes individus, ni à toutes les périodes de « la maladie, ni dans tous les instants.

« Les troubles des différents organes s'influencent et s'aggravent réci- « proquement, ou bien se succèdent alternativement, *souvent par la seule « influence de l'imagination.* »

Cette finale doit être repoussée, à moins d'aliénation mentale, attendu que, dans l'état de raison, on ne saurait pas plus être ma- lade imaginaire que bien portant imaginaire.

Dict. de Médecine, T. XVI, 1837, page 131.

« L'hypocondrie intermittente n'est pas rare. Dans le monde on lui donne « le nom de vapeurs.

« Une personne affectée de ces vapeurs sent pendant quelques jours « venir la tristesse sans sujet ; elle n'a plus de force, elle a besoin de « manger, sans en avoir le désir ; son sommeil est triste, sa volonté est « nulle, elle ne peut chasser le malaise moral qui l'accable.

« L'accès est souvent marqué par une vive douleur sur un point, à la « poitrine, à l'estomac, à la tête, etc. ; alors la personne se désespère. »

Dict. de Médecine, T. XVI, 1827, page 132.

« Les phénomènes varient d'un instant à l'autre ; les causes les plus « légères produisent des changements considérables.

« La vue d'un objet, un verre d'innocente boisson pris trop vite, un peu « d'exercice, une légère contrariété, une lecture de quelques instants, un « aliment, un médicament, etc., chacune de ces choses peut augmenter « la souffrance. »

Dict. de médecine, T. XVI, 1837, page 133.

« L'histoire de cette maladie, *fort obscure*, mérite d'être étudiée avec « soin.

« L'ouverture des cadavres n'a point encore éclairé *son siége ni sa na « ture. Il est même douteux que ce moyen d'investigation fournisse « jamais la raison des désordres qui caractérisent cette maladie.* »

Mon moyen est infaillible, j'en ai plus de cent preuves.

« Cette maladie, les Allemands la nomment Lebense-ueberdrousse. Dict. de Médecine. T. LII, 1821, page 323.

Ce qui veut dire, dégoût de la vie.

« Le *spleen* des Anglais est cette maladie dans laquelle l'homme est las « de vivre. » Dict. de médecine. T. LII, 1821, page 323.

« Chez les Anglais, comme chez tous les autres peuples, le spleen est « souvent observé exempt de maladie perceptible, au milieu de la bonne « santé apparente, au sein même du bonheur. » Dict. de médecine. T. LII, 1821, page 324.

« Les personnes affectées du spleen sont tristes, taciturnes, ou si elles « rompent leur silence accoutumé, c'est pour exhaler des plaintes. Dict. de médecine. T. LII, 1821, page 325.

« En général, elles cherchent la solitude et vivent tout à travers un « prisme lugubre. Rien ne peut les distraire; elles ne cèdent qu'à regret « aux influences sociales, aux relations d'amitié, et se montrent encore « moins sensibles aux jouissances de l'étude.

« La moindre injustice, la moindre souffrance aggrave leur état, ajoute « à leur ennui, à leur misanthropie; leur caractère s'aigrit; ils deviennent « plus emportés et pourtant restent plus ennuyés, plus tristes qu'irras- « cibles.

Peut-on être jovial, quand on manque de santé?

« Il serait difficile d'assigner, avec précision, les causes de cette sin- « gulière affection. Dict. de médecine. T. LII, 1821, page 326.

« Nous croyons qu'elle est, le plus souvent, une hypocondrie : même « désordre nerveux, douleur de tête, difficile respiration, état habituel de « tristesse, nullité de désirs et de volonté, etc., d'où résulte le dégoût de « la vie, la crainte de ne point guérir, le penchant au suicide et quelque- « fois l'acte du suicide lui-même. »

Constipation

Dict. de médecine. T. VIII, 1834, page 485.

« Lorsque la constipation dure trop longtemps, la dureté des matières « peut devenir telle qu'elles aient la consistance de presque pétrification.

« L'effet, pour la vaincre, est dangereux, en ce qu'il réagit sur le « cerveau, souvent jusqu'à faire évanouir, et toujours à irriter les organes « nerveux. »

Dict. de médecine. T. VIII, 1834, page 482.

« La constipation peut être une disposition naturelle, l'effet ou le « symptôme de diverses maladies, l'effet d'un obstacle de la vie séden- « taire, de la grossesse, d'un âge avancé, d'aliments échauffants, de « boissons spiritueuses, d'une sévère diète, de médicaments narcotiques « et astringents. »

Parmi les causes aurait dû figurer, en première ligne, celle qui occasionne la difficulté de respirer, et j'en retranche le grand âge, quand les conditions du mécanisme sont dans l'état régulier.

Dict. de médecine. T. VIII, 1834, page 483.

« La rétention des matières fécales dans l'intestin rectum a des consé- « quences plus ou moins graves, selon qu'elle est plus ou moins prolongée « au delà de l'état habituel. »

Dict. de médecine. T. VIII, 1834, page 486.

« Dans un cas où la mort eut lieu avant que la constipation fût « surmontée, on trouva dans le gros intestin une masse de matière fécale « du poids de treize livres et demie. »

Dict. de médecine. T. VIII, 1834, page 484.

« Lorsque la constipation a duré vingt ou trente jours, il survient des « vomissements, comme toutes les fois que les intestins sont encombrés. »

Dict. de médecine. T. VIII, 1834, page 486.

« Quand la constipation est habituelle, elle donne lieu à la stagnation « du sang dans les vaisseaux du rectum, de la vessie et de l'utérus, « prédispose ainsi aux hémorrhoïdes, aux pertes utérines, aux fleurs « blanches.

« Les moyens à opposer à la constipation varient, selon qu'elle est « accidentelle ou habituelle.

« Est-elle accidentelle? on la dissipe facilement, quand elle ne remonte « qu'à quelques jours, à l'aide de lavements, de laxatifs.

« Lorsqu'elle est habituelle, on peut la faire cesser par le même « moyen, mais elle se reproduit bientôt, et il faut en continuer l'usage « presque indéfiniment ou remonter, s'il est possible, à la source du mal « et l'attaquer dans les causes qui la produisent. »

« Dans un cas d'opiniâtre constipation, le docteur *William* imagina « d'introduire dans le rectum une longue canule de gomme élastique, fixée « à une seringue ordinaire, pour aspirer et entraîner ainsi les matières « fécales. Dict. de médecine. T. VIII, 1834, page 487.

« On a aussi proposé, pour cette extraction, d'employer, soit une « curette, soit un manche de cuillère. »

Il est hors de doute que tous les expédients connus en 1839 furent épuisés, sans possibilité de prolonger la vie du docteur Broussais.

Je suis certain que mon moyen l'eût tiré de ce mauvais pas.

« Rien ne dispose à la tristesse, aux idées sombres, comme la consti-« pation, les affections de l'estomac et le vicieux fonctionnement de « l'abdomen. » Œuvre du docteur Bésuchet. 1839 page 37.

Hémorroïdes

« Les hémorroïdes sont une des incommodités les plus fréquentes et « souvent les plus douloureuses dont puisse être affligée l'espèce humaine. Dict. de médecine. T. XX, 1817, page 441.

« C'est aussi l'une de celles qui ont le plus souvent servi de texte aux « écrivains et attiré les méditations des praticiens.

« Et cependant, après tant de recherches, après tant d'écrits, dont la « collection composerait une vaste bibliothèque, l'affection hémorroïdale « est encore généralement mal connue dans sa nature et dans le traitement « qu'on lui doit appliquer. »

J'ai fort heureusement réussi à m'affranchir de cette laide incommodité.

« L'art ne possède aucun autre moyen de remédier au rétrécissement « de l'orifice de l'évacuation que d'y introduire des mèches de charpie « des éponges et des canules en gomme élastique. » Dict. de médecine. T. XX, 1817, page 587.

J'ai trouvé infiniment mieux.

Coliques

Dict. de médecine. T. VI, 1812, page 11.

« Les signes spécifiques propres à caractériser telle ou telle colique « sont quelquefois peu sensibles, d'où il résulte que la cause de chacune « est très-difficile à établir.

« Et comme la cause est d'une utilité indispensable pour éclairer le « traitement, il s'ensuit que le traitement est lui-même très-embarrassant « à régler. »

Mes coliques ont cessé en même temps que la difficulté de ma respiration.

Dict. de médecine. T. VI, 1834, page 404.

« Quelques médecins mettent en doute l'existence de coliques ner- « veuses.

« En effet, si on recherche celles qui dépendent de digestions suspen- « dues ou troublées par des causes morales et physiques, on reconnaîtra « qu'il est fort rare de rencontrer des coliques de quelque densité et d'une « certaine durée qu'on puisse regarder comme nerveuses. »

Voies urinaires

Dict. de médecine. T. XXX, 1848, page 95.

« L'action du réservoir consiste en une contraction de la vessie sur le « mécanisme de laquelle il y a encore beaucoup de débats. »

Ces débats cesseront par l'étude plus approfondie de l'action inspiratrice.

Glaires

« Pendant longtemps les médecins ont fait jouer différents rôles à « cette matière. Dict. de médecine, T. XVIII, 1817, page 417.

« Les humoristes surtout s'en sont servi pour expliquer l'origine de « diverses maladies et une foule de phénomènes très-obscurs, le plus « souvent inexplicables.

« Rien n'est plus extravagant que les divagations ou les pratiques « nuisibles auxquelles ont donné lieu les fausses idées qu'on s'est long- « temps forgées sur la nature et les effets des glaires. »

« Les glaires ne sont nuisibles que par leur grande quantité, par les « difficultés que certains individus, faibles et cacochimes, éprouvent à les « expulser, ou par les obstacles mécaniques qu'elles portent à l'exercice « de certaines fonctions. Dict. de médecine T. XVIII, 1817, page 418.

« C'est ainsi qu'en surchargeant les voies alimentaires elles font quel- « quefois éprouver du malaise, un sentiment de gêne et de pesanteur, et « donnent lieu à l'embarras gastrique et intestinal.

« C'est encore ainsi qu'en obstruant quelquefois les voies aériennes « chez les vieillards, elles peuvent occasionner de violents et pénibles « efforts de toux et de respiration ou un sentiment de suffocation. »

« *L'action d'un vomitif suffit pour produire des glaires, et par des « purgatifs on en développe à volonté la formation dans le canal intes- « tinal.* Dict. de médecine. T. XVIII, 1817, page 420.

« *Lorsque les glaires, s'accumulant dans une partie quelconque des « intestins, déterminent un embarras intestinal, on peut y remédier par « des purgatifs.* » Dict. de médecine. T. XVIII, 1817, page 423.

Les deux derniers paragraphes semblent ne guère s'accorder.

« Quelle confiance peut inspirer cette multitude de poudres, de bols, « d'élixirs, de teintures, de sirops pompeusement décorés du titre d'anti- « glaireux ? Dict. de médecine. T. XVIII, 1817, page 421.

« Que peut-on penser de la merveilleuse efficacité de toutes ces drogues, « lorsque les cures miraculeuses sont constatées par des certificats en « style de cuisine ?

Dict. de médecine. T. XIV, 1836, page 155.

« Cette humeur est le produit d'une *inflammation aiguë* et chronique, « et, chez quelques personnes, d'une irritation habituelle de certaines « membranes muqueuses.

Dict. de médecine. T. XVIII, 1817, page 421.

« Quoique les exercices du corps soient le plus utile *et le seul remède* « réellement efficace contre les glaires, l'hygiène et la matière médicale « peuvent fournir plusieurs autres moyens accessoires et propres à favori- « ser la salutaire influence de la gymnastique. »

Des inflammations et des irritations ne se laissent pas dompter ainsi.

Dict. de médecine. T. XVIII, 1817, page 422.

« Les individus sujets aux glaires doivent, autant que possible, habiter « les pays chauds et secs, les lieux élevés.

« L'usage de vêtements de laine, les frictions sèches et aromatiques, « leur sont bien avantageux. Leurs aliments doivent être tirés du règne « animal.

Dict. de médecine. T. XIV, 1836, page 155.

« Les glaires sont l'effet et non les causes des maladies ; c'est pourquoi « il ne faut *pas chercher à les produire et à les évacuer*, mais en prévenir « la formation, en traitant l'état *morbide* qui y donne lieu. »

Je suis parvenu à des notions plus claires et plus rassurantes sur cette indisposition, par un moyen mécanique susceptible de beaucoup réduire le cadre de la mortalité.

Action de moucher

Sur cette action, je n'ai pu trouver aucun autre renseignement que celui reproduit à l'article *expiration*, et cependant son importance doit être grande, vu les nombreux points d'appui dont elle dispose.

Enflure des jambes

Cette infirmité fait dire proverbialement qu'elle marque la fin des vieillards.

A cette opinion populaire j'ajoutais foi lorsque, assez tardivement, je me vis jambes et pieds considérablement enflés.

Pour m'en guérir, je ne faillis pas aux remèdes ordinaires; mais les parties affectées ne reprirent leurs proportions normales qu'après que j'eusse découvert le moyen mécanique d'y rétablir les points d'appui de l'ascension du sang.

UN DERNIER MOT

avant de conclure.

M. Léonce DE LAVERGNE, membre de l'Institut, m'a fait un devoir de rendre compte de mes acquisitions, et l'Académie de médecine m'a refusé d'en prendre connaissance.

Ma publication se trouve ainsi justifiée.

Que cette Académie veuille revenir à de meilleures dispositions, et immédiatement elle sera initiée dans tous les détails.

J'adresse la même offre à l'Académie des sciences.

Il pourrait être regrettable que mes études, faites dans l'intérêt de l'homme, allassent, sans vérification de leur valeur, s'enfouir avec celles du malheureux abbé Le Noble, qui déjà, avant 1777, travaillait à la réalisation du beau chiffre de longévité, récemment annoncé par le savant docteur FLOURENS, secrétaire perpétuel de l'Académie des sciences.

Si, à cette époque de 1777, l'abbé Le Noble avait été écouté, l'Académie de médecine n'aurait peut-être pas vu, en 1839, l'une de ses illustrations, encore saine d'esprit et de corps, succomber par l'absolue ignorance de l'action mécanique applicable à l'homme, si intimement liée à celle de la physique, ainsi que l'a constaté le savant docteur PELLETAN.

CONCLUSION

A la page première nous avons vu :

1° Que la plus indispensable des conditions de tous fonctionnements mécaniques dus à l'intelligence humaine est *un moteur principal,* imposant l'action aux autres;

2° Que la science physiologique a composé celui de l'homme de trois moteurs spéciaux, secondés d'un égal nombre d'influences.

Cette divergence, contraire à l'admirable simplicité des œuvres divines, n'a servi qu'à rendre inexplicables de nombreuses maladies, dont la science ne saurait jamais découvrir les causes, en persistant dans ses combinaisons.

L'inépuisable bonté de Dieu ne permet pas d'admettre qu'il eût imposé à l'homme un principal moteur divisé en six parties disséminées, faillibles, destructibles; car c'eût été lui infliger des craintes de mort de chaque instant, et par là altérer ses facultés intellectuelles.

Par l'air inspiré, au contraire, le Créateur nous a gratifiés d'un moteur dominant, unique, indestructible, éternel, qui possède la puissance d'agir, à la fois, sur le fonctionnement des milliards d'êtres répandus sur l'immensité du globe.

Voici, pour terminer, une irrécusable approbation de l'exercice de mon contrôle.

Notice historique du docteur de Montègre, 1839, page 60.

« A l'une des cliniques du Val-de-Grâce, le professeur Broussais a « dit : « Où en seraient les sciences, si le contrôle n'était pas ouvert à « tous les esprits, si chacun ne pouvait apporter un tribut de réflexions « et de critiques qui rassure contre l'erreur? »

« Malheur à qui ne comprendra pas la valeur d'un moyen aussi honnête « et aussi sage! »

« Les grandes questions sociales se résument toutes en ces formes. »

Quoi qu'il en soit, il faut rendre hommage aux médecins : leurs innombrables travaux témoignent en faveur de leur constant zèle.

TABLE DES MATIÈRES

Paris. — Imp. Poitevin et Cie, rue Damiette, 2.

www.ingramcontent.com/pod-product-compliance
Ingram Content Group UK Ltd.
Pitfield, Milton Keynes, MK11 3LW, UK
UKHW021530080726
13613UKWH00008B/1505